Tipo 2 Diabetes

Todo lo que necesitas saber

Dra. Sheila Harrison

Disclaimer

Este contenido no sustituye la consulta a un médico profesional, sino que le brinda un conocimiento justo sobre la enfermedad y le prepara para buscar asistencia médica lo antes posible si es necesario para evitar complicaciones. También debe tenerse en cuenta que el área de la ciencia médica es un campo en constante cambio y, debido a la naturaleza siempre cambiante y en constante desarrollo del conocimiento médico, le sugerimos que busque asesoramiento de expertos si detecta alguna discrepancia o decide tomar medidas en respuesta a la información. en este contenido. Nunca rechace el consejo médico de profesionales ni posponga el tratamiento debido a algo que haya leído en línea, adquirido a través de este material o cualquier otro recurso en línea.

Y recuerde que Internet no lo curará, pero Dios a través de los médicos sí lo hará.

Tabla de contenidos

Introducción

La diabetes tipo 2, un importante problema de salud pública con efectos significativos tanto en los individuos como en la sociedad, está aumentando a nivel mundial. Cuando la capacidad del cuerpo para regular los niveles de azúcar en sangre se debilita, se manifiesta como una enfermedad metabólica grave. Los niveles elevados de glucosa son el efecto de esto.

En las últimas décadas, la prevalencia de la diabetes tipo 2 ha aumentado como resultado de factores como estilos de vida sedentarios, malas decisiones dietéticas y susceptibilidad genética. Sus efectos van más allá de la salud física, ya que también interviene en una serie de consecuencias como enfermedades cardiovasculares, problemas renales y neuropatía. Comprender los procesos subyacentes y las técnicas prácticas de tratamiento es crucial dada su prevalencia y las dificultades relacionadas.

La hiperglucemia crónica, o una cantidad excesiva de glucosa que circula en el plasma sanguíneo, es una característica de la diabetes tipo 2. Esto sucede como resultado de niveles altos de azúcar en sangre provocados por la resistencia a la insulina y la producción incorrecta de insulina. La compleja interacción entre variables genéticas, ambientales y de estilo de vida desempeña un papel en la etiología de esta enfermedad.

Sección 1

¿Qué distingue la diabetes tipo 1 de la tipo 2?

Los niveles elevados de azúcar en sangre son una característica típica de la diabetes tipo 1 y tipo 2. Pero tienen diferentes causas subyacentes. El sistema inmunológico del cuerpo ataca y mata las células beta productoras de insulina en el páncreas en la diabetes tipo 1, una enfermedad autoinmune. Debido a la falta total de insulina, es necesario un tratamiento de reemplazo de insulina de por vida. La diabetes tipo 2, por otro lado, a menudo se manifiesta más tarde en la vida y se define por la resistencia a la insulina, en la que las células del cuerpo dejan de responder a la insulina. Además, con el tiempo se observa frecuentemente una reducción de la secreción de insulina. Ambas formas de diabetes deben tratarse con cuidado, pero debido a que tienen diferentes causas y procesos subyacentes, requieren estrategias diferentes.

Sección 2

¿Qué porcentaje de personas tiene diabetes tipo 2?

La prevalencia de la diabetes tipo 2 ha alcanzado niveles epidémicos en todo el mundo, lo que la convierte en uno de los problemas más importantes de la salud pública contemporánea. Debido a las alteraciones en el estilo de vida, la urbanización y el envejecimiento de la población, ahora es más común. Según los CDC, más de 37 millones de estadounidenses (aproximadamente 1 de cada 10) tienen diabetes, y entre el 90% y el 95% de ellos tienen diabetes tipo 2. La mayoría de las personas con diabetes tipo 2 tienen más de 45 años, pero cada vez es más común entre niños, adolescentes y adultos jóvenes. Si las tendencias actuales continúan, se espera que para 2045, habrá más de 90 millones de personas en todo el mundo con diabetes.

Se pueden observar diferencias geográficas significativas en la prevalencia de la diabetes tipo 2. Dado que la rápida urbanización y los cambios nutricionales han aumentado la carga de la obesidad y los estilos de vida sedentarios, es más común en los países de ingresos bajos y medios. Por otro lado, como los estilos de vida poco saludables son tan comunes, la frecuencia sigue siendo alta en los países de altos ingresos.

Sección 3

¿Qué efectos tiene el aumento de casos de diabetes tipo 2?

Numerosos problemas socioeconómicos y del sistema de salud provocados por la creciente incidencia de diabetes tipo 2 presentan dificultades tanto para los individuos como para la sociedad en su conjunto.

- **Costos de atención médica:** La carga económica de la diabetes tipo 2 es sustancial, impulsada por los costos de la atención médica, los medicamentos y el tratamiento de las complicaciones relacionadas con la diabetes. Esta carga la soportan no sólo los individuos sino también los sistemas de salud y los gobiernos. Los costos van más allá de los gastos médicos directos e incluyen costos indirectos, como la pérdida de productividad y la discapacidad.

- **Impacto en la calidad de vida:** Las personas que viven con diabetes tipo 2 enfrentan una calidad de vida reducida debido a los desafíos físicos, psicológicos y sociales que plantea la afección y sus complicaciones. La necesidad de un autocuidado continuo, las restricciones dietéticas y el riesgo de complicaciones como enfermedades cardiovasculares, neuropatía y retinopatía contribuyen a una disminución de la calidad de vida.

- **Disparidades de salud:** Los factores socioeconómicos desempeñan un papel importante en la prevalencia y el tratamiento de la diabetes tipo 2. Las poblaciones vulnerables, incluidas aquellas con acceso limitado a la atención médica, estatus socioeconómico más bajo y disparidades educativas, tienen un mayor riesgo de desarrollar la afección y experimentar peores resultados. Abordar las disparidades en salud es crucial para una prevención y control equitativos de la diabetes.

- **Tensión de los sistemas sanitarios:** La creciente prevalencia de la diabetes tipo 2 ejerce una inmensa presión sobre los sistemas sanitarios de todo el mundo. La demanda de atención relacionada con la diabetes, incluido el seguimiento regular, la medicación y las intervenciones especializadas, ejerce presión sobre los recursos y las instalaciones de atención sanitaria. Se requieren enfoques integrados y multidisciplinarios para gestionar eficazmente la creciente carga.

Sección 4

¿Cuáles son las causas de la diabetes tipo 2?

La diabetes tipo 2 es provocada por una serie de variables. Incluyen factores de riesgo relacionados con el origen étnico, los antecedentes familiares, la predisposición genética y el envejecimiento. La diabetes tipo 2 es causada en gran medida por factores genéticos, que también afectan la susceptibilidad a la enfermedad. Según la evidencia, la diabetes tiene un componente genético y es más probable que afecte a quienes tienen antecedentes familiares de la enfermedad. Se ha descubierto que variaciones genéticas específicas que alteran la producción de insulina, la sensibilidad a la insulina y otras vías metabólicas afectan el riesgo de diabetes tipo 2.

Muchas de estas variaciones genéticas están relacionadas con la resistencia a la insulina y el mal funcionamiento de las células beta, dos factores cruciales para la aparición de la diabetes tipo 2. Es crucial darse cuenta de que una persona no necesariamente tiene que estar genéticamente predispuesta a desarrollar diabetes. Las variables ambientales, como las decisiones sobre el estilo de vida, también desempeñan un papel importante.

Antecedentes familiares y roles étnicos Un factor de riesgo reconocido para la enfermedad es tener antecedentes familiares de diabetes tipo 2. Las posibilidades de contraer diabetes aumentan si tiene un pariente de primer grado (padre, hermano u otro familiar cercano) que padece la enfermedad. Esto muestra una interacción complicada entre las influencias ambientales compartidas de una familia y la predisposición genética.

Además, el origen étnico afecta el riesgo de diabetes. Existe una mayor susceptibilidad a la diabetes tipo 2 entre varios grupos étnicos, incluidos los afroamericanos, los hispanoamericanos, los nativos americanos y los asiáticos del sur. Esto podría ser el resultado de una variedad de variables de salud genéticas, culturales, nutricionales y socioeconómicas que difieren entre las distintas comunidades étnicas.

Sección 5

cual es el médico científico ¿Detrás de la diabetes tipo 2?

Los complejos procesos fisiopatológicos que sustentan la diabetes tipo 2 incluyen daño oxidativo, inflamación crónica, resistencia a la insulina y mal funcionamiento de las células beta.

Refractaria a la insulina La diabetes tipo 2 se caracteriza por la resistencia a la insulina, que se define por una capacidad reducida de los tejidos diana (como los músculos, el hígado y el tejido adiposo) para responder a los efectos de la insulina. La capacidad del cuerpo para controlar la ingesta y el uso de glucosa se ve interferida por esta resistencia, que eleva los niveles de azúcar en sangre. La resistencia a la insulina se ve exacerbada por las adipocinas y citocinas secretadas por el tejido adiposo, en particular la grasa visceral. Para compensar este problema, el páncreas debe crear más insulina, lo que eventualmente agota las células beta y perjudica su capacidad para regular la glucosa.

La causa de la diabetes tipo 2 está fuertemente influenciada por la disfunción de las células beta y la disminución de la producción de insulina. Con el tiempo, el mal funcionamiento de las células beta y la disminución de la producción de insulina pueden deberse a una elevada demanda de insulina provocada por la resistencia a la insulina. Además, la supervivencia y función de las células beta pueden verse obstaculizadas por la exposición prolongada a niveles elevados de glucosa en sangre. Como resultado, el páncreas es menos capaz de reaccionar adecuadamente a las variaciones en los niveles de azúcar en sangre, lo que exacerba la hiperglucemia.

Inflamación crónica de bajo grado relacionada con la diabetes: la inflamación es la forma en que el cuerpo responde a problemas, como cuando recibe un corte y su piel se hincha y se enrojece. Pero en ocasiones, como en la diabetes tipo 2, se produce una inflamación que es difícil de tratar. Esta inflamación crónica juega un papel importante en el motivo por el que empeora la diabetes. Se produce como resultado de que la grasa del cuerpo libera sustancias problemáticas. Estas sustancias dificultan el correcto funcionamiento de la hormona insulina, lo que provoca problemas con los niveles de azúcar en sangre. Además, esta inflamación hace que el cuerpo produzca sustancias que dificultan la eficacia de la insulina. Además, esta inflamación altera el funcionamiento de ciertas células en un área particular del cuerpo.

Daño celular y estrés oxidativo: El estrés oxidativo es similar a un problema de salud para el cuerpo. Las especies reactivas de oxígeno, que son como pequeños alborotadores, y los antioxidantes, que son como ayudantes que reparan las cosas, están desequilibrados, lo que provoca que esto ocurra. La diabetes tipo 2 puede provocar daño celular debido a este problema.

Este problema surge cuando hay una gran cantidad de azúcar y sustancias grasas en el cuerpo. El páncreas, las arterias sanguíneas y los nervios son sólo algunos de los órganos del cuerpo que podrían verse perjudicados por este problema. Además, dificulta la eficacia de la insulina y aumenta la inflamación, lo que agrava la diabetes.

Sección 6

¿Cuáles son los factores de riesgo de la diabetes tipo 2?

Los factores de riesgo incluyen los efectos ambientales, las decisiones sobre el estilo de vida, los problemas relacionados con la obesidad y los rasgos demográficos.

La edad como factor de riesgo para la diabetes tipo 2: la edad es un factor de riesgo importante. Aunque la enfermedad puede aparecer a cualquier edad, la edad aumenta las posibilidades. Esto es en parte resultado del deterioro de la sensibilidad a la insulina que frecuentemente viene con el envejecimiento, los cambios en la composición corporal y la disminución de la actividad física. La capacidad del páncreas para producir insulina también puede disminuir con la edad, lo que podría exacerbar la progresión de la diabetes.

Debido a su frecuencia entre las personas mayores, la diabetes tipo 2 alguna vez se conoció como diabetes de inicio en la edad adulta. Pero con el aumento del comportamiento sedentario y la obesidad juvenil, los diagnósticos de diabetes tipo 2 en niños y adolescentes han aumentado de manera alarmante, lo que requiere un cambio en la nomenclatura.

Factores relacionados con el medio ambiente Los elementos ambientales son muy importantes en la aparición de la diabetes tipo 2. Los estilos de vida modernos caracterizados por la simple disponibilidad de comidas ricas en calorías y bajos en nutrientes y hábitos sedentarios contribuyen considerablemente al aumento de la prevalencia de la enfermedad. Un ambiente que fomenta hábitos alimentarios poco saludables, como la ingesta excesiva de alimentos procesados y bebidas azucaradas, aumenta el riesgo de obesidad y resistencia a la insulina, componentes esenciales en la aparición de la diabetes tipo 2.

Síndrome metabólico y obesidad: la diabetes tipo 2 aumenta mucho con el sobrepeso. El tejido adiposo demasiado abundante, particularmente la grasa visceral o abdominal, hace que las células se vuelvan menos susceptibles a los efectos de la insulina. Para controlar los niveles de azúcar en sangre, el páncreas debe crear más insulina, lo que eventualmente agota las células beta y altera la regulación de la glucosa. El riesgo de diabetes tipo 2 aumenta aún más por el síndrome metabólico, un conjunto de trastornos que incluyen obesidad, presión arterial alta, perfiles lipídicos anormales y niveles elevados de azúcar en sangre.

Comportamiento sedentario y falta de ejercicio físico: El comportamiento sedentario y la falta de actividad física son factores de riesgo importantes para la diabetes tipo 2. El ejercicio regular favorece la pérdida dc peso, mejora la salud metabólica en general y ayuda a aumentar la sensibilidad a la insulina. Por otro lado, un estilo de vida sedentario fomenta el aumento de peso, altera el control de la glucosa y aumenta la posibilidad de disfunción metabólica.

Las variables demográficas como el género, la predilección étnica y la diabetes gestacional también pueden afectar la probabilidad de adquirir diabetes tipo 2. Los hombres suelen correr mayor riesgo que las mujeres, y esto está influenciado por el género. Sin embargo, el peligro aumenta a medida que las personas envejecen. Además, debido a una combinación de vulnerabilidad genética y variables culturales/ambientales, varios grupos étnicos, incluidos los afroamericanos, los hispanoamericanos, los nativos americanos y algunas comunidades asiáticas, tienen una mayor tendencia a padecer diabetes tipo 2.

Otro factor de riesgo es la diabetes gestacional, un tipo de diabetes que aparece durante el embarazo. Es más probable que la diabetes tipo 2 afecta a mujeres que tienen diabetes gestacional en el futuro. Sus hijos también corren riesgo, lo que demuestra los efectos intergeneracionales del riesgo de diabetes.

Sección 7

¿Cuáles son los síntomas de la diabetes tipo 2?

La diabetes tipo 2 puede manifestarse clínicamente de muchas maneras diferentes. Sin embargo, existen algunos síntomas típicos que las personas pueden experimentar. Estos incluyen aumento del apetito (polifagia), micción frecuente (poliuria), pérdida de peso inexplicable y polidipsia, que es sed excesiva. Sin embargo, algunas personas con diabetes tipo 2 pueden pasar mucho tiempo sin presentar ningún síntoma, lo que retrasa el diagnóstico.

Las lecturas de HbA1c, las pruebas de tolerancia a la glucosa oral y las mediciones de glucosa plasmática en ayunas se utilizan para diagnosticar la diabetes tipo 2. La Asociación Estadounidense de Diabetes (ADA) define la diabetes como un nivel de glucosa plasmática en ayunas inferior a 126 mg/dL (7.0 mmol/L), un nivel de glucosa plasmática a las dos horas inferior a 200 mg/dL (11.1 mmol/L), o un nivel de HbA1c inferior al 6,5%. Estos estándares ayudan a identificar a quienes necesitan ayuda para controlar sus niveles de azúcar en sangre.

Enfermedad cardiovascular Un mayor riesgo de enfermedad cardiovascular está relacionado con la diabetes tipo 2. La diabetes aumenta el riesgo de una persona de sufrir aterosclerosis, que puede causar enfermedad arterial periférica, enfermedad de las arterias coronarias, ataques cardíacos y accidentes cerebrovasculares. La inflamación, la dislipidemia, la hiperglucemia crónica y la resistencia a la insulina tienen un papel en la aparición y progresión de diversas afecciones cardiovasculares.

Los efectos de la diabetes tipo 2 en las pequeñas arterias sanguíneas y otros órganos incluyen retinopatía, nefropatía y neuropatía. Los vasos sanguíneos de la retina se ven dañados en la retinopatía diabética, una de las principales causas de ceguera. La nefropatía diabética causa inflamación y flujo sanguíneo anormal en los riñones, lo que puede provocar insuficiencia renal. El daño a los nervios relacionado con la diabetes, conocido como neuropatía diabética, puede causar deficiencias sensoriales y motoras que afectan las extremidades y otros órganos. Estos problemas resaltan la necesidad de controlar la glucemia porque todos ellos se ven afectados por niveles persistentemente altos de azúcar en sangre.

Úlceras en el pie diabético: la neuropatía, la disfunción de las arterias periféricas y la mala cicatrización de las heridas contribuyen a los problemas del pie diabético. Debido a que la neuropatía afecta la sensación del pie, puede resultar difícil identificar heridas o infecciones. El suministro de sangre a los pies está restringido por la disfunción de las arterias periféricas, lo que ralentiza la cicatrización de las heridas. Estos elementos, trabajando juntos, pueden provocar infecciones, amputaciones y úlceras en los pies. La clave para evitar estos problemas es el cuidado regular de los pies y una estrecha observación.

Sección 8

¿Cuáles son algunas herramientas de diagnóstico y detección de diabetes tipo 2?

Un problema persistente con la forma en que el cuerpo utiliza los alimentos para obtener energía es la diabetes tipo 2. La diabetes tipo 2 puede resultar un desafío en ocasiones, ya que no presenta síntomas obvios. Por esta razón, es crucial encontrarlo temprano y monitorearlo con frecuencia. Los médicos pueden utilizar una variedad de medidas para determinar si un paciente tiene esta forma de diabetes o está en riesgo de desarrollarla gracias a los avances en la comprensión médica.

Prueba de glucosa en plasma en ayunas: Un método de diagnóstico típico para determinar el nivel de azúcar en sangre de una persona después de un ayuno nocturno es la prueba de glucosa plasmática en ayunas (FPG). Por la mañana, antes de consumir cualquier alimento o líquido, se obtiene una muestra de sangre. La diabetes se puede diagnosticar si el nivel de glucosa en ayunas de una persona es de 126 mg/dL o más. Este examen ayuda a determinar si una persona tiene diabetes manifiesta o prediabetes. Proporciona una instantánea de la regulación del azúcar en sangre en un momento dado y es especialmente útil para personas que pueden ser asintomáticas.

Test oral de tolerancia a la glucosa: La prueba de tolerancia oral a la glucosa (OGTT) consiste en beber una bebida dulce después de un ayuno nocturno, seguido de controles periódicos del nivel de azúcar en sangre. Este examen revela detalles sobre cómo el cuerpo metaboliza la glucosa a lo largo del tiempo. La diabetes está indicada por un nivel de glucosa plasmática de dos horas de 200 mg/dl o más durante la OGTT. La OGTT es útil para encontrar una tolerancia reducida a la glucosa, otro precursor de la diabetes, así como para diagnosticar la diabetes en los casos en que las lecturas de glucosa en ayunas pueden no ser definitivas.

Medición de hemoglobina A1c: La prueba de hemoglobina A1c (HbA1c) proporciona información sobre los niveles medios de azúcar en sangre durante los dos o tres meses anteriores. La cantidad de moléculas de glucosa que se unen a la hemoglobina en los glóbulos rojos está indicada por el nivel de HbA1c. La diabetes se indica con un resultado de HbA1c del 6,5% o superior. Debido a que no necesita ayuno y brinda una visión a largo plazo del control del azúcar en sangre, esta prueba es útil. Es especialmente útil para las personas que podrían tener dificultades con las pruebas en ayunas o para quienes las pruebas de rutina son prohibitivas.

Los exámenes de detección periódicos y el diagnóstico temprano de la diabetes tipo 2 son importantes por varias razones. En primer lugar, permite el uso rápido de técnicas de gestión que pueden posponer o detener en gran medida la aparición de dificultades. En segundo lugar, la intervención temprana puede ayudar a las personas a realizar cambios en el estilo de vida para regular mejor el nivel de azúcar en sangre, lo que puede reducir la necesidad de medicación y mejorar el bienestar general.

Igualmente crucial es la detección sistemática, en particular para quienes tienen factores de riesgo como obesidad, antecedentes familiares de diabetes o un estilo de vida sedentario. Los exámenes periódicos permiten terapias rápidas que pueden detener o retardar la evolución de la diabetes al identificar la prediabetes o las primeras etapas de la enfermedad.

Sección 9

¿Cómo se puede controlar la diabetes tipo 2?

Para controlar eficazmente la diabetes tipo 2, se necesita una estrategia multidimensional que tenga en cuenta las muchas facetas de la enfermedad, como el control del azúcar en sangre, los cambios en el estilo de vida y los programas de tratamiento personalizados. Examinaremos las principales técnicas de control de la diabetes tipo 2 en esta respuesta.

Dieta y ejercicio: La piedra angular del control de la diabetes tipo 2 son los cambios en el estilo de vida. Las modificaciones dietéticas son esenciales para controlar los niveles de azúcar en sangre.

El ejercicio regular es igualmente vital. El ejercicio mejora la salud cardiovascular, aumenta la pérdida de peso y aumenta la sensibilidad a la insulina.

Medicamentos para el control de la glucemia: Se pueden administrar medicamentos si cambiar el estilo de vida no es suficiente para controlar los niveles de azúcar en sangre. Existen varias clases de medicamentos que se centran en diversas facetas del control de la glucosa.

- **Metformina y sulfonilureas:** La metformina suele ser el medicamento de primera línea para la diabetes tipo 2. Mejora la sensibilidad a la insulina y reduce la producción de glucosa por parte del hígado. Las sulfonilureas estimulan la secreción de insulina del páncreas. Estos medicamentos pueden ser eficaces para reducir los niveles de azúcar en sangre, pero pueden tener efectos secundarios como hipoglucemia y aumento de peso.

- **Terapia con insulina:** terapia con insulina es esencial para personas con diabetes tipo 2 avanzada o cuando otros medicamentos no logran mantener un control adecuado del azúcar en sangre. Ayuda a regular los niveles de azúcar en sangre proporcionando al cuerpo la insulina que le falta. La terapia con insulina puede implicar múltiples inyecciones o el uso de bombas de insulina. La monitorización regular y los ajustes cuidadosos de la dosis son cruciales para prevenir la hipoglucemia y optimizar el control glucémico.

- **Agonistas del receptor de GLP-1:** Agonistas del receptor de GLP-1 son medicamentos inyectables que imitan la acción del GLP-1, una hormona que mejora la secreción de insulina, ralentiza la digestión y reduce el apetito. Estos medicamentos pueden promover la pérdida de peso, mejorar el control del azúcar en sangre y tener beneficios cardiovasculares.
- **Inhibidores de SGLT-2:** Inhibidores de SGLT-2 Actúa bloqueando la reabsorción de glucosa por los riñones, lo que provoca un aumento de la excreción de glucosa en la orina. También tienen efectos beneficiosos sobre la presión arterial y el peso. Estos medicamentos son particularmente útiles para personas con enfermedades cardíacas y renales.

Enfoque centrado en el paciente para la selección del tratamiento: los pacientes y los profesionales sanitarios deben trabajar juntos para determinar el mejor plan de tratamiento.

Es importante tener en cuenta los rasgos, intereses, forma de vida y antecedentes médicos particulares de cada persona. Discutir las ventajas, desventajas y posibles efectos negativos de diversas opciones de tratamiento con el paciente le permite tomar decisiones informadas sobre el cuidado de su diabetes. Esto se conoce como enfoque centrado en el paciente.

Sección 10

¿Cómo se puede evitar la diabetes tipo 2?

Si bien es posible que su genética no se pueda cambiar, usted puede ajustar su estilo de vida y tal vez reducir sus posibilidades de tener diabetes tipo 2. La prevención de la diabetes tipo 2 es un objetivo crucial de salud pública que requiere una estrategia compleja que incluya intervenciones tanto individuales como comunitarias.

Estrategias de prevención primaria: el primer paso para detener la diabetes tipo 2 es abordar los factores de riesgo que están en la raíz de la enfermedad. El objetivo de la prevención primaria es, en primer lugar, detener el desarrollo de factores de riesgo. Esto implica fomentar una vida activa desde una edad temprana, prevenir el consumo de tabaco, apoyar una buena dieta y promover una vida sana en general. Las personas que tienen prediabetes o tienen un alto riesgo de desarrollar diabetes son el foco principal de la prevención primaria. Una dieta saludable y un mayor ejercicio físico son dos cambios en el estilo de vida que son cruciales para frenar el desarrollo de la diabetes tipo 2.

Las intervenciones a nivel comunitario tienen una influencia significativa para evitar la diabetes tipo 2, al igual que los esfuerzos de promoción de la salud. La colaboración entre empresas, lugares de trabajo, gobiernos locales y organizaciones sanitarias es crucial. El cambio de comportamiento a gran escala puede verse influido por iniciativas de promoción de la salud que aumentan el conocimiento sobre el valor de los estilos de vida saludables, la disponibilidad de alimentos ricos en nutrientes y las oportunidades para realizar ejercicio físico. La salud general de las comunidades se puede mejorar construyendo entornos que respalden opciones saludables, como senderos para caminar y mercados de agricultores.

Detección e intervención temprana de personas de alto riesgo: La detección de personas de alto riesgo es un método importante para la identificación e intervención tempranas. Es posible evitar o retrasar la aparición de la diabetes identificando a tiempo a las personas con prediabetes u otros factores de riesgo. Los profesionales sanitarios son fundamentales para determinar los factores de riesgo, realizar pruebas de detección y aplicar las terapias adecuadas. En pacientes de alto riesgo, los tratamientos de estilo de vida, como los programas educativos organizados, pueden fomentar con éxito hábitos saludables, apoyar la reducción de peso y mejorar el control de la glucosa.

Sección 11

Preguntas frecuentes sobre la diabetes tipo 2

¿Puede la diabetes tipo 2 afectar las enfermedades renales existentes?

Puede.Diabetes tipo 2 puede provocar enfermedad renal diabética, dañando los vasos sanguíneos y la función de los riñones debido al nivel alto de azúcar en la sangre y factores asociados como hipertensión e inflamación. El control y control regulares del azúcar en sangre y los factores relacionados son esenciales para prevenir o retardar esta complicación.

¿Puede la diabetes tipo 2 afectar las enfermedades hepáticas?

Puede.Diabetes tipo 2 puede provocar una afección llamada enfermedad del hígado graso no alcohólico (NAFLD), caracterizado por un exceso de grasa en las células del hígado debido a la resistencia a la insulina y a factores metabólicos. La NAFLD puede variar desde una leve acumulación de grasa (NAFL) hasta inflamación y daño de las células hepáticas (NASH), que pueden progresar a afecciones hepáticas graves. Controlar la diabetes y adoptar un estilo de vida saludable puede ayudar a prevenir y controlar la NAFLD.

¿Puede la diabetes tipo 2 ser un signo de huesos débiles?

No exactamente.Diabetes tipo 2 está relacionado con un mayor riesgo de problemas de salud ósea, pero no indica directamente huesos débiles. Factores como resistencia a la insulina, inflamación, ciertos medicamentos,obesidad, la deficiencia de vitamina D, los cambios hormonales y los niveles elevados de azúcar en sangre pueden contribuir a problemas de salud ósea en personas con diabetes tipo 2. Tomar medidas para controlar estos factores puede ayudar a respaldar la salud ósea.

¿Puede la diabetes tipo 2 causar problemas cardíacos?

Puede.Diabetes tipo 2 puede aumentar el riesgo de problemas cardíacos al promover la acumulación de placa arterial (aterosclerosis). Esto puede resultar en hipertensión, alterando los niveles de lípidos, provocando inflamación, dañando los vasos sanguíneos pequeños, afectando el control nervioso del corazón, aumentando la coagulación sanguínea y contribuyendo a la insuficiencia cardíaca. Controlar la diabetes mediante cambios en el estilo de vida y atención médica puede ayudar a mitigar estos riesgos.

¿El colesterol alto causa diabetes tipo 2?

No exactamente.Colesterol alto no causa directamente diabetes tipo 2, pero puede aumentar el riesgo debido a su conexión con la resistencia a la insulina y factores relacionados con obesidad y síndrome metabólico.

www.ingramcontent.com/pod-product-compliance
Lightning Source LLC
Chambersburg PA
CBHW070752260726
48660CB00007B/3081